REPRODUCCIÓN EN LA MUJER

Anticoncepción

ÁLVARO LÓPEZ SOTO

RAQUEL VÁZQUEZ CAMPÁ

MIRIAM RUBIO CIUDAD

DEDICADO

A las mujeres que quieren formar una familia, pero de forma responsable y en el momento que ellas elijan. Aún hay que construir el nido.

CONTENIDO

1. CONCEPTOS BÁSICOS DE REPRODUCCIÓN

La especie humana tiene una reproducción de tipo sexual, que requiere del coito entre un hombre y una mujer. Durante el mismo, los espermatozoides producidos en los testículos del varón se depositan en la vagina de la mujer mediante el eyaculado. A partir de ahí, ascenderán al canal cervical y al útero para encontrarse con el óvulo producido por los ovarios de la mujer. La interacción entre ambos se conoce como fecundación y concepción. El producto resultante se implantará en la cavidad uterina, donde crecerá durante un periodo de aproximadamente 40 semanas en lo que se conoce como embarazo. Al final del embarazo, se producirá la expulsión del feto en lo que se conoce como parto.

El hombre comienza la producción de espermatozoides en los testículos al llegar a la pubertad, y se mantiene fértil prácticamente a lo largo de toda su vida. La producción de espermatozoides va a realizarse de forma constante.

El periodo fértil de la mujer es más limitado. Su aparato reproductor funciona de manera cíclica y coordinada entre los distintos elementos. En un ciclo normal, el ovario selecciona y produce un óvulo, que avanza a lo largo de la trompa uterina hasta llegar al útero. En caso de que no sea fecundado, el óvulo se expulsará junto con el epitelio descamado de la cavidad endometrial en lo que se conoce como menstruación.

El inicio de la menstruación se conoce como menarquia y sucede en la pubertad. A partir de ahí, se irán sucediendo ciclos de aproximadamente un mes de duración hasta el final de la fertilidad. En el momento en el que no se tienen más ciclos se conoce como menopausia.

2. <u>CONCEPTOS BÁSICOS DE ANTICONCEPCIÓN</u>

La anticoncepción es el conjunto de métodos que se pueden emplear para evitar el embarazo. El objetivo final es que una mujer pueda elegir el momento en que quiera quedarse embarazada, evitando así las gestaciones no deseadas y los abortos.

La anticoncepción se distingue del aborto en tanto que la primera se encarga de evitar que se produzca la concepción del embrión, mientras que en el segundo caso ya se ha producido. La anticoncepción es legal y éticamente aceptable para la inmensa mayoría de la población. El aborto no es legal, aunque está despenalizado en ciertos casos, y éticamente es cuestionado por un porcentaje muy grande la población.

La anticoncepción se puede clasificar en función de los métodos disponibles. Estos se pueden ordenar en cuanto a su origen (métodos naturales/artificiales), mecanismo de acción (barrera/quirúrgicos/hormonal/...), vía de administración (oral/vaginal/cutánea/...), reversibilidad (reversibles/irreversibles), etc.

La efectividad de la anticoncepción depende del método, y rara vez es del 100%. Se usa como medida de la efectividad el índice de Pearl. Representa el número de embarazos que ocurrirían en un grupo de 100 mujeres que tomasen el método anticonceptivo durante un año. Dicho índice puede oscilar desde el <1% en métodos como los quirúrgicos o el DIU hasta más del 20% en los menos efectivos.

También hay que distinguir entre lo que se conoce como uso perfecto y el uso habitual. El preservativo, por ejemplo, usado de forma adecuada en cada ocasión, tiene un índice de Pearl de sólo el 2%. Sin embargo, si consideramos el uso habitual, lo que incluye accidentes, mala colocación, etc. puede subir hasta el 18%.

Por último, hay que distinguir entre los factores a la hora de elegir un método anticonceptivo. Muchos factores pueden suponer un mal uso del método anticonceptivo, una no adecuación o incluso un abandono del mismo, dejando a la mujer desprotegida de un método anticonceptivo.

3. ELECCIÓN DEL MÉTODO ANTICONCEPTIVO

En las últimas décadas hemos logrado un amplio repertorio de posibilidades anticonceptivos. Hoy en día se pueden administrar mediante parches, anillos vaginales, implantes subdérmicos, cirugía uterina, etc. Pero tanta variedad puede ser abrumadora para la usuaria, y llevar a no elegir el método adecuado para ella. Tenemos que valorar los distintos factores que nombramos a continuación.

Funciones añadidas del anticonceptivo

Algunos anticonceptivos tienen otra función que pueda ser terapéutica. Podemos mencionar el DIU hormonal que ayuda al tratamiento de las reglas abundantes o algunos tipos de anticonceptivos orales que ayudan con el acné.

Efectos secundarios y contraindicaciones

Son uno de los principales factores a la hora de elegirlos. Los anticonceptivos orales, por ejemplo, pueden suponer un aumento de peso, razón por la que lo rechazan muchas usuarias. El DIU normal puede aumentar el sangrado menstrual, o el implante puede producir reglas irregulares.

Respecto a las contraindicaciones, sí es importante revisarlas a la hora de elegir el método anticonceptivo. En el caso de los anticonceptivos hormonales, pueden estar contraindicados en función de la edad y el hábito tabáquico. O en el caso de ligaduras tubáricas en pacientes con varias intervenciones anteriores, el riesgo puedo desaconsejarla.

Facilidad de uso

También es otro factor muy importante. Uno de los motivos que se suelen citar en las encuestas sobre incumplimiento del uso de preservativo es lo imprevisible de la situación. Ello requiere tener llevar siempre el preservativo a mano. En el caso de los anticonceptivos orales, es necesario la toma del comprimido de forma diaria y a la misma hora. Otros métodos son más fáciles de usar, como es el caso del DIU o de la cirugía.

Factores económicos

Es un factor importante a la hora de elegir el método anticonceptivo. Los anticonceptivos orales pueden llegar a costar 10-15 € al mes, lo que es para algunas personas es un gasto importante. El DIU supone un desembolso de 150-200 €. Sin embargo, si se usa durante varios años, el gasto es menor que los anticonceptivos orales. Las intervenciones quirúrgicas suponen un gasto aún más elevado, aunque en este caso son irreversibles.

En el caso de España, hay que valorar siempre la financiación de la seguridad social. En muchos casos la paciente no tiene que pagar por realizar la ligadura tubárica o la compra o inserción del DIU. En cambio, los anticonceptivos orales pueden o no estar financiados, dependiendo de la marca.

Factores culturales

Otro factor importante a comentar es el trasfondo social de la paciente. Según su cultura, religión o sociedad, puede no estar bien visto o permitido el uso de determinados métodos. En algunos casos, los únicos métodos que pueden usar algunas pacientes son los naturales.

4. MÉTODOS NATURALES

Incluyen todos aquellos métodos en los que no se utilizan elementos artificiales para evitar la anticoncepción. Es el que se ha usado tradicionalmente, cuando no había un conocimiento adecuado de la fertilidad de la mujer o tecnología biomédica suficiente para crear anticonceptivos adecuados. Como ventajas principales se incluyen la facilidad de su uso y no tener los efectos secundarios o costes que tienen otros métodos. Como como gran inconveniente su poca fiabilidad, que puede superar en algunos casos un índice de Pearl de más del 20%. Por otra parte, y respecto al coito interrumpido, puede afectar al normal procedimiento de las relaciones sexuales.

Tipos de métodos

Podemos distinguir un grupo que incluye todos aquellos métodos que tratan de averiguar el momento del ciclo de la mujer. La mujer es más fértil en aquellos días posteriores a la ovulación, mientras que es menos en la parte opuesta del ciclo. Mediante distintos métodos, como el método Ogino, el método Billings, etc. se busca identificar el momento del ciclo. Esto se puede hacer llevando un control del calendario del ciclo, midiendo la temperatura de la mujer, controlando el aspecto del moco cervical, etc.

El coito interrumpido, popularmente conocido como la marcha atrás, se basa en la creencia de que si la eyaculación no se produce dentro de la vagina, se evita la gestación. El problema que tiene dicho método es que, durante el coito, el líquido preseminal puede contener también cierta cantidad de espermatozoides. Por tanto, tampoco es un método seguro.

Otros métodos menos usados pueden ser mantener la lactancia materna, lo que suele producir una amenorrea en la mujer y por tanto evita la gestación. Sin embargo, tampoco es seguro debido a que la supresión hormonal es variable, pudiendo por tanto producirse la ovulación en cualquier momento y la mujer embarazarse pese a estar dando el pecho.

5. ANTICONCEPTIVOS DE BARRERA

Suponen uno de los principales métodos anticonceptivos usados por la población, concretamente por el uso del preservativo. Su ventaja es la protección contra enfermedades de transmisión sexual, defensa que proporcionan el resto de métodos. Veamos algunas de sus características

Método de acción

Los anticonceptivos de barrera se basan en evitar el paso de los espermatozoides al útero, utilizando para ello métodos físicos que bloquean el acceso. En ocasiones pueden estar combinados con sustancias espermicidas, que tienen un efecto químico sobre los espermatozoides.

Tipos de métodos de barrera

Existen principalmente dos métodos, que son el preservativo y el diafragma. El resto incluye por ejemplo las esponjas o los preservativos femeninos, aunque son mucho menos utilizados y fiables en comparación con los dos primeros señalados.

El preservativo consiste en una funda de látex o de materiales similares que se coloca cubriendo el pene en erección. De esta manera, el semen se almacena en un reservorio en la punta del preservativo y no llega a entrar en contacto con el aparato genital femenino. Permite, además, evitar la transmisión de varias enfermedades sexuales, lo que lo hace uno de los métodos más populares. También hay que reseñar que es de los pocos métodos anticonceptivos que puede "controlar" el varón, ya que la gran mayoría están diseñados para las mujeres.

El diafragma es otro de los métodos de barrera, en este caso, femenino. Consiste en un capuchón de látex o similares que se introduce en la vagina y recubre el cérvix uterino, bloqueando el paso de los espermatozoides. Requiere además del uso de una crema espermicida para aumentar su efectividad. Es un método más engorroso en comparación con el preservativo y no dispone de varias de sus ventajas, lo que hace que su uso sea mucho menor. Se suele reservar a pacientes que, por diferentes motivos, no toleran el resto de métodos anticonceptivos.

Para quién es este método anticonceptivo

El preservativo suele ser el método de elección en adolescentes y jóvenes, debido a su facilidad de uso y a la protección contra enfermedades de transmisión sexual.

En aquellas parejas estables se puede plantear otros métodos anticonceptivos que a la larga sean más fáciles de aplicar y tengan un menor coste económico.

6. ANTICONCEPTIVOS HORMONALES

Se considera una de las grandes revoluciones médicas del siglo XX. Los anticonceptivos hormonales fueron la verdadera introducción de la anticoncepción para una parte importante de la población, y en las últimas décadas su uso ha aumento significativamente. Actualmente existen muchas marcas en el mercado y diferentes métodos de administración. Veamos algunas de sus principales características.

Mecanismo de acción

Los anticonceptivos hormonales actúan inhibiendo la ovulación. Para ello, usan las hormonas femeninas para intentar recrear un ciclo artificial sin que se produzca la liberación del óvulo en el ovario. Según el tipo de hormona y la combinación, dicha recreación será mejor o peor.

La normalización del ciclo que se logra conseguir con los anticonceptivos ha hecho que se utilicen también como tratamiento de otras patologías, como son las reglas irregulares, abundantes y/o dolorosas o como tratamiento de quistes ováricos.

Beneficios de los anticonceptivos hormonales

Aparte del efecto anticonceptivo deseado, los anticonceptivos pueden proporcionar otros efectos beneficiosos para la mujer:

Ciclos más estables: Mediante la normalización del ciclo, se puede lograr un menor sangrado, menor dolor premenstrual, menor dolor menstrual, etc. Esto puede ser importante en paciente con reglas muy dolorosas, como es el caso de las pacientes con endometriosis, o en el caso de pacientes con anemia debida a la intensa pérdida de sangre en la menstruación.

Beneficios sobre otras patologías: Como decíamos antes, puede mejorar otras patologías como es el caso del acné o bien del hirsutismo. También pueden actuar en el caso de quistes ováricos o la endometriosis.

Beneficios frente al cáncer: Otro de los grandes efectos beneficiosos de la anticoncepción hormonal es la disminución del riesgo de determinados cánceres. Concretamente, se disminuye el riesgo del cáncer de ovario, el cáncer de endometrio y también sobre el cáncer colorrectal. En algunos casos, esta protección continúa incluso años tras haber finalizado el uso de los anticonceptivos hormonales.

Efectos secundarios

No todo son ventajas, por supuesto. Los anticonceptivos hormonales cuentan con distintos efectos secundarios que hay que tener en cuenta, pues pueden llegar a suponer su contraindicación para el uso en algunas pacientes. Con el cambio de los tipos de hormonas y sobre todo con la disminución de la dosis a lo largo de las últimas décadas, muchos de estos efectos se han ido mitigando, pero otros continúan siendo significativos.

Los efectos secundarios leves son muy variados y pueden incluir vómitos, distensión mamaria, dolor de cabeza, aumento de peso, etc. Suelen darse principalmente en los primeros meses de tratamiento, desapareciendo posteriormente la mayoría. Sin embargo, son uno de los principales motivos por los que se abandona el tratamiento.

Otros efectos más importantes son los cardiovasculares y metabólicos, como puede ser el aumento de la resistencia insulínica o el aumento de la tensión arterial. Por lo general tienen una repercusión mínima, pero pueden potenciarse en determinadas pacientes como son las fumadoras o aquellas con patología de base, lo que puede desaconsejar su uso. También es reseñable el aumento de la hipercoagulabilidad, lo que supone un mayor riesgo de trombosis venosa profunda o de tromboembolismo pulmonar.

Por último, señalar el riesgo de aumento de tumores hepáticos benignos y el aumento del riesgo en algún tipo de cáncer como es el de cérvix. En el caso de que la paciente tenga algún tipo de cáncer que sea hormonodependiente, están totalmente contraindicados.

Tipos de anticonceptivos hormonales

Se suelen diferenciar por la vía de administración, que puede ser oral, cutánea, vaginal, etc.

Anticonceptivos hormonales orales. Son los más conocidos y utilizados. Consisten en la administración de un comprimido diario de forma oral. Existen variedades en función de si todos los comprimidos tienen la misma dosis, el uso de comprimidos placebos, etc. Una de sus principales desventajas es que pueden perder efectividad con situaciones como los vómitos o la administración de antibióticos.

Anillo vaginal. Se trata de un anillo de silicona recubierto de hormona que se introduce en la vagina y va liberando una dosis de forma continua. Suelen ser los que menos dosis hormonal tienen. Se inserta en la vagina y tiene una duración de tres semanas, tras la cual se extrae y sobreviene la menstruación. Algunas complicaciones que puede dar son una mayor sequedad de la zona genital.

DIU hormonal. Consiste en un DIU normal recubierto de hormona, que va liberando en la cavidad endometrial. Una de sus principales ventajas es que disminuye el nivel del sangrado de la mujer.

Parche dérmico. La vía de administración es cutánea. Se adhiere un parche en la piel, cambiándose de forma semanal.

Inyecciones. Es una forma poco utilizada en nuestro país. Se inyectan hormonas en el torrente sanguíneo a intervalos regulares de varios meses de duración. Es un sistema barato, pero tiene la complicación de producir unas reglas muy irregulares.

Implante. Se trata de una varilla de plástico recubierta de hormona, que se implanta debajo de la piel. Normalmente el sitio habitual de implantación es en la grasa tricipital. Tiene una duración de varios años, tras los cuales se extrae. La inserción puede realizarse de forma ambulatoria en la consulta.

7. <u>DISPOSITIVOS INTRAUTERINOS</u>

Los dispositivos intrauterinos, comúnmente conocidos como DIU, son un tipo de anticoncepción que se caracteriza por la introducción de un artefacto dentro del útero para evitar la gestación.

Cómo funcionan

Al introducir un cuerpo extraño dentro del útero, éste produce un tipo de reacción inflamatoria en la cavidad endometrial. El resultado principal de esta reacción es una alteración del medio uterino, con un efecto espermicida.

Tipos de DIU

Existen básicamente dos tipos de DIU.

El primer tipo es el normal, un elemento de plástico que tiene únicamente una función anticonceptiva.

El segundo tipo es el DIU hormonal. En este caso, el dispositivo está recubierto de una hormona que se va liberando de forma continua. Este tipo de DIU provoca una disminución de la cantidad de menstruación, y se suele utilizar en aquellas pacientes con reglas muy abundantes.

Cómo se usa el DIU

El DIU se debe insertar dentro de la cavidad uterina. Se inserta vía vaginal, atravesando el cuello y depositándolo dentro del útero. Es una técnica rápida y poco molesta. En algunos casos sí se puede recomendar algún tipo de analgesia, pero no suele precisar de una anestesia reglada ni de uso de quirófano.

Dado que debe atravesar el cuello uterino, el mejor momento para su introducción es durante la regla, ya que es cuando está más permeable. También va a resultar más fácil su inserción en mujeres que hayan parido frente a las que no.

El dispositivo de plástico lleva unido unos hilos que se dejan asomando unos milímetros en la vagina. El objetivo de estos hilos es facilitar la retirada cuando llegue el momento. Lo único que habrá que hacer es traccionar de los mismos con algún tipo de pinza. En aquellos casos en los que los hilos se hayan metido dentro del útero, puede ser necesario para su extracción utilizar un histeroscopio en consulta o incluso en quirófano.

Duración del DIU

Puede variar según tipo y modelos, pero es un anticonceptivo de larga duración, de entre 3 y 7 años. Suele recomendarse una revisión anual para evaluar el estado del mismo.

Una vez cumplido el tiempo estipulado, se puede aprovechar el mismo acto de extracción para, en caso de que se desee, sustituirlo por un nuevo dispositivo.

Para quién es este tipo de anticoncepción

El DIU es un método anticonceptivo que es recomendado para la gran mayoría de mujeres. En el caso de las nulíparas puede ser más difícil su introducción, pero posible, y existen modelos reducidos para estos casos.

No es recomendable para aquellas mujeres que estén pensando en buscar embarazo en breve, ya que está pensado su uso durante años y el precio del dispositivo es elevado.

8. ANTICONCEPTIVOS IRREVERSIBLES

Aparte de los anticonceptivos reversibles, que ya hemos ido revisando, existen otros métodos cuya principal característica es la irreversibilidad. Pasemos a comentarlos

Beneficios de la irreversibilidad

Estos métodos son, sin duda alguna, los más fiables de todos los disponibles. El preservativo se puede romper, el DIU se puede salir, se puede olvidar una pastilla anticonceptiva...pero una mujer sin trompas uterinas no puede quedarse embarazada. Como ya hemos dicho con anterioridad, no hay métodos 100% seguros. Siempre va a ser posible que de cada X ligaduras tubáricas, alguna se quede embarazada. Pero en comparación con los demás métodos, son los más efectivos.

Tampoco hay que preocuparse de pautas y revisiones. A diferencia de la pastilla diaria de los anticonceptivos o del recambio del DIU, la esterilización quirúrgica no tiene necesidad de seguir un control tan exhaustivo.

Desventajas de la irreversibilidad

La principal desventaja de los métodos irreversibles es que son definitivos. Aunque la mayoría de mujeres que se someten a ellos van a estar satisfechas y han cumplido sus deseos genésicos, siempre existe un pequeño pero importante porcentaje de pacientes que a la larga se arrepiente. No es raro que una mujer, con un recorrido de fertilidad teórica restante de 5 o 10 años más, decida cambiar de pareja y querer nuevos hijos, o bien que los hijos que tuviera se hayan hecho mayores y quiera volver a criar. En muchos hospitales se es reacio a ofrecer estos métodos a mujeres jóvenes, pese al número de hijos, por estos motivos.

Al margen de esta desventaja, la siguiente que podríamos mencionar es el hecho de que son métodos quirúrgicos. Ello implica los riesgos de cualquier cirugía y su anestesia. Cualquier operación, por rutinaria que sea, se puede complicar y acabar con importantes daños.

¿Siembre son irreversibles?

Algunas de cirugías pueden llegar a ser reversibles en algunos casos. Existen técnicas de recanalización tubárica o bien en el caso de la vasectomía, de reconexión de conductos deferentes. Sin embargo, no siempre es posible la reparación. De hecho, sólo es posible en un porcentaje bastante bajo. Por ello, se siguen considerando a todos los efectos como irreversibles.

Para quién es este tipo de anticoncepción

Como decimos, lo ideal sería para mujeres con al menos más de 30 años, varios hijos y deseos genésicos cumplidos. No es recomendable para mujeres más jóvenes, con un solo hijo o incluso sin hijos.

Métodos disponibles

Los principales métodos que podemos encontrar son:

- Vasectomía
- Ligadura de trompas
- Obstrucción ovárica
- Otras cirugías

Vasectomía

La vasectomía es la única de las intervenciones que se realiza en el varón y es técnicamente es la más sencilla. La realiza el urólogo mediante una incisión en la bolsa escrotal, se llega a los conductores deferentes y se seccionan. De esta manera, los espermatozoides producidos en los testículos no son capaces de salir con el eyaculado.

Se trata de una cirugía que se puede realizar de forma ambulatoria, con anestesia local y sin necesidad de ingreso. Es además una cirugía con un alto porcentaje de reversibilidad.

La principal característica es que se realiza en el varón, por lo que, si la mujer cambia de pareja sexual, no dispondrá de este método anticonceptivo.

Ligadura de trompas

Se conoce por varios nombres al conjunto de técnica realizadas en las trompas uterinas: ligadura de trompas, sellado de trompas, salpinguectomía, etc. La idea consiste en interrumpir el trayecto que va desde el ovario hasta el útero, para evitar la interacción entre óvulo y espermatozoide.

Clásicamente la operación consistía en realizar unas ligaduras en el tercio medio de la trompa, de forma que se colapsen. Con el paso de los años, se ha optado por técnicas más agresivas, como es su sellado térmico, la escisión de la entrada a la trompa (fimbriectomía) o directamente la escisión de toda la trompa (salpinguectomía). Debido a la relación con el cáncer de ovario, se suele optar por la salpinguectomía bilateral, para prevenir dicho cáncer.

Esta intervención se suele realizar en quirófano mediante laparoscopia, que es una forma más sencilla y con mejor recuperación frente a la cirugía abierta. Otra opción es realizarla durante una cirugía abierta, siendo el ejemplo más habitual la cesárea. Tras extraer el bebé, y en caso de que la mujer lo haya solicitado, se puede aprovechar y realizar la esterilización tubárica de forma rápida.

Los riesgos son los propios de una cirugía mayor, lo que implica anestesia regional o general, y normalmente un día o dos de ingreso hospitalario.

Respecto a la irreversibilidad, va a depender de si es una simple ligadura o bien se ha extirpado toda la trompa. Aunque, como hemos dicho, debe considerarse de forma genérica como "irreversible".

Obstrucción tubárica

La obstrucción tubárica es una técnica relativamente novedosa, comparada con las anteriores. Consiste en la introducción, dentro de ambas trompas, de unas espirales metálicas. El efecto que van a producir es una inflamación y posterior fibrosis, lo que acaba por obstruir el conducto.

Esta técnica se puede realizar vía histeroscópica. La histeroscopia consiste en la introducción de una óptica muy fina dentro del útero, a través de la vagina y el cuello. La gran ventaja es que no requiere ingreso, no suele precisar mayor anestesia que una ligera analgesia o bien una anestesia regional, y tiene menos complicaciones que una cirugía mayor.

Otras cirugías

Englobamos aquí otras técnicas quirúrgicas que tienen como efecto indirecto la esterilización quirúrgica, como puede ser la histerectomía, la doble anexectomía, la colpocleisis, etc. Son técnicas que tienen otros objetivos terapéuticos y no están diseñadas únicamente para la esterilización quirúrgica, ya que son más agresivas. No obstante, conviene mencionarlas y que la mujer sea consciente, previa a una intervención quirúrgica ginecológica, de si se mantendrán posteriormente las funciones reproductoras.

9. ANTICONCEPCIÓN DE EMERGENCIA

Se conoce como anticoncepción a aquella utilizada tras haber mantenido relaciones sexuales desprotegidas. Su efectividad va a depender de la precocidad con la que se administre. Pese a administrarse tras las relaciones, no es un método abortivo.

Diferencia entre anticoncepción de emergencia y habitual

La anticoncepción de emergencia se usa solamente para prevenir el embarazo en aquellos casos en los que se han mantenido relaciones sexuales desprotegidas. Ello es a costa de altas dosis de hormonas o bien de la inserción del DIU. Son métodos que no se pueden emplear de forma reiterativa por las disfunciones hormonales y demás complicaciones que podría acarrear.

Diferencia entre anticoncepción de emergencia y abortivo

La polémica de la "píldora del día después" se ha escuchado durante años y la población en general no sabe las diferencias entre anticoncepción y abortivo.

Los anticonceptivos deben realizar su efecto antes de la concepción. En cambio, los abortivos son aquellos que tienen su efecto después de la concepción.

En el caso de la anticoncepción de emergencia, al administrarse en los momentos previos a que ocurra la concepción, se ha confundido muchas veces si sus efectos eran solamente anticonceptivos o también abortivos. Es decir, si en el caso de que se produjese la concepción, dañaría el embrión y aumentaría el riesgo de aborto. La cuestión no está del todo aclarada e incluso hay opiniones de que no se podrá saber nunca con certeza.

Respecto a la anticoncepción aprobada actualmente en España, la evidencia científica actual indica que no son abortivos.

Métodos anticonceptivos de emergencias

Principalmente son dos, la administración de levonorgestrel y la inserción del DIU.

Levonorgestrel es un tipo de hormona femenina cuya función principal es prevenir la ovulación. Se administra en una dosis única. Cuanto antes se administre, mayor será su efectividad, pudiendo pasar de más del 90% en las primeras 12 horas al 50% a las 72 horas.

El DIU es la otra opción principal. Mediante su inserción, se ejerce el efecto inflamatorio que ya describimos en su capítulo correspondiente. Tiene el inconveniente de requerir a un ginecólogo para su inserción, frente al levonorgestrel que es un comprimido que se puede adquirir en una farmacia.

Existen otras opciones menos usadas como la progestina o la mifepristona, y en algunos casos sí se considera que tienen efectos abortivos añadidos.

10. ABORTO

La cuestión del aborto suele estar presente en los medios de comunicación y es causa de encendidos debates, que se posicionan a favor o en contra. Intentaremos incluir algunas cuestiones básicas para entender la problemática del debate y el estado actual del aborto en nuestro país.

Vida, ser humano, persona

La cuestión central del aborto se obvia muchas veces, dirigiéndose a cuestiones religiosas o bien a cuestiones sobre la autonomía de la mujer. La cuestión principal sobre el aborto es saber cuál es el estatuto del embrión. ¿En qué momento se considera que un embrión es vida? ¿Y que es un ser humano? ¿Y que es una persona?

En el caso de que se considere que un embrión es una vida, un ser humano y también una persona, deberá tener reconocidos los mismos derechos que cualquier otra persona. Esto incluye no sólo a las personas adultas, también a los recién nacidos, ancianos o personas en estado comatoso, por ejemplo.

En el caso de que se considere que un embrión no es una vida, o bien que lo es, pero no se trate de un ser humano, entonces no existirá ese respeto a la vida que se presupone a todo ser humano y el aborto no será un problema ético.

A día de hoy, no existe una respuesta común. Biólogos, embriólogos, bioéticos, filósofos han intentado responderla de distintas maneras, pero las distintas creencias, ideologías y opiniones no han conseguido llegar a un acuerdo, y es probable que no alcance un consenso, al menos en un futuro cercano.

Actitudes médico-legales sobre el aborto

Debido a la diferencia de opiniones, cada país, estado o región tiene una actitud médico-legal diferente sobre esta cuestión. Pasemos a enumerarlas:

Aborto libre. Es una actitud que actualmente no ejerce ningún país del mundo.

Ley de plazos. Es el sistema más habitual en Europa, también presente en otras partes del mundo. Consiste en poner un plazo durante el cual el aborto está despenalizado. Es el caso de España, en el cual se permite el aborto hasta la semana 14, mientras que en Suecia es hasta la semana 18.

Ley de supuestos. En ella, el aborto está prohibido salvo en determinados supuestos. Esta ley se puede complementar con la de plazos. Los principales supuestos que se reconocen son el de embarazo tras una violación; defectos o malformaciones graves en el feto; riesgo psicológico o físico para la madre.

Aborto prohibido en todos los supuestos. Se da en algunos países latinoamericanos o de Oriente, y en ellos está prohibido el aborto bajo cualquier supuesto.